CONTRIBUTION A L'ÉTUDE

SUR

L'ANALGÉSIE CHIRURGICALE

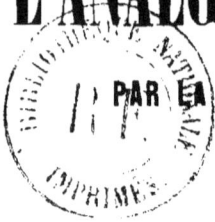

PAR LA VOIE RACHIDIENNE (1900-1903)

PAR

Antoine-Charles GENÈS

DOCTEUR EN MÉDECINE

EX-INTERNE DE 1ʳᵉ CLASSE DES HOPITAUX D'ALGER (Concours 1900)
EX-PRÉPARATEUR D'HYGIÈNE ET DE MÉDECINE LÉGALE (Concours 1902)

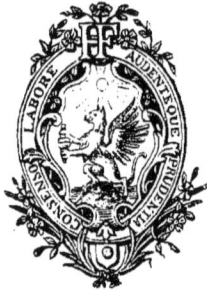

MONTPELLIER
IMPRIMERIE CENTRALE DU MIDI
(Hamelin Frères)
—
1903

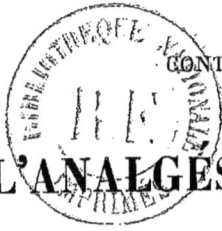

CONTRIBUTION A L'ÉTUDE

SUR

L'ANALGÉSIE CHIRURGICALE

par la voie Rachidienne (1900-1903)

CONTRIBUTION A L'ÉTUDE

SUR

L'ANALGÉSIE CHIRURGICALE

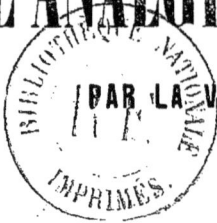

PAR LA VOIE RACHIDIENNE (1900-1903)

PAR

Antoine-Charles GENOVA

DOCTEUR EN MÉDECINE

EX-INTERNE DE 1ʳᵉ CLASSE DES HOPITAUX D'ALGER (Concours 1900)
EX-PRÉPARATEUR D'HYGIÈNE ET DE MÉDECINE LÉGALE (Concours 1902)

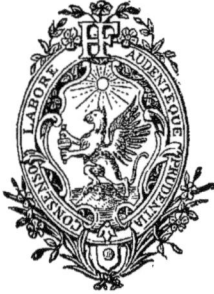

MONTPELLIER
IMPRIMERIE CENTRALE DU MIDI
(HAMELIN FRÈRES)
—
1903

JE DÉDIE CE MODESTE TRAVAIL

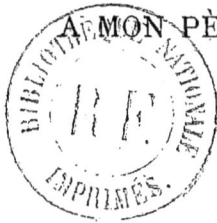

A MON PÈRE ET A MA MÈRE

En témoignage de notre éternelle
reconnaissance.

A MON FRERE LE DOCTEUR X. GENOVA

A.-C. GENOVA.

A MES MAITRES

DE L'ÉCOLE DE MÉDECINE D'ALGER

A MON PRÉSIDENT DE THÈSE

MONSIEUR LE PROFESSEUR TÉDENAT

A MES MAITRES

DE LA FACULTÉ DE MONTPELLIER

A.-C. Genova.

A MES MAITRES DANS LES HOPITAUX

Témoignage de reconnaissance pour leur enseignement si utile.

MM. LES PROFESSEURS COCHEZ ET SCHERB
(Externat 1899-1900).

MM LES PROFESSEURS
TRABUT, CURTILLET, MOREAU, SABADINI, GOINARD
(Internat 1901-1902-1903)

MM. LES PROFESSEURS VINCENT ET BRÜCII

M. LE DOCTEUR DENIS CABANES
CHEF DE CLINIQUE CHIRURGICALE

Pour leur concours si précieux.

MM. LES PROFESSEURS MOREAU ET CRESPIN

Dont nous avons été le préparateur dans la chaire d'Hygiène et de Médecine légale et auprès desquels nous avons trouvé une très grande bienveillance.

MM. LES DOCTEURS ABOULKER ET MOGGI
CHEFS DE CLINIQUE A L'ÉCOLE DE MÉDECINE

A.-C. Genova.

A MES VIEUX AMIS

DOCTEURS MEYER, JASSERON, SIALELLI
NAPOLÉON FIESCHI ET GELETTA

> « Leur souvenir fera revivre en moi
> tout le passé de cette jeunesse dont
> nous marquons aujourd'hui le der-
> nier jour ».

A.-C. GENOVA.

INTRODUCTION

L'analgésie par la voie rachidienne est un des faits scientifiques les plus curieux de la chirurgie moderne. Nous en avons observé les résultats à l'hôpital de Mustapha, pendant nos trois années d'internat (1900-1903), et il nous a paru intéressant de grouper les cas de nos maîtres dans une statistique puissante.

De notre étude s'est dégagée une série de faits, qui nous ont convaincu de l'excellence de la méthode, c'est pourquoi voudrions-nous, c'est surtout le but de notre modeste travail, essayer de remonter le courant d'opinion défavorable qui semble naître actuellement autour de cette méthode d'anesthésie. Les quelques cas malheureux survenus, les quelques symptômes alarmant observés, peuvent-ils justifier cet abandon ! comme si les alertes de la chloroformisation et souvent sa syncope brutale et mortelle, comme si la pneumonie ou la broncho-pneumonie de l'éthérisation devaient suffire à les rejeter du cadre des anesthésies cérébro-spinales.

Voudrait-on nous dire que le chloroforme ou l'éther sont de meilleurs anesthésiques, loin de nous la pensée de vouloir, dans ce travail, établir un parallèle entre ces divers agents ! Il nous plaît de rappeler seulement qu'ils ont les mêmes débuts orageux, et que ces temps derniers encore de nombreuses

2

séances de l'Académie de médecine furent consacrées à la discussion sur le chloroforme.

La rachicocaïnisation doit être, à notre sens, une méthode de suppléance, que tout chirurgien doit savoir appliquer chaque fois qu'il y a contre-indication de l'éther ou du chloroforme, chaque fois que l'état du sujet crée une difficulté dangereuse pour lui (sujets intoxiqués, cachectiques, obèses) que l'anesthésie doit-être longue, l'opération délicate, chaque fois enfin que l'anesthésie ordinaire peut constituer un péril pour l'opéré.

L'analgésie rachidienne a aussi, comme toutes les autres méthodes d'anesthésies des contre indications, mais pourquoi vouloir la condamner au nom de ces dernières. Il nous semble, à vrai dire, que l'analgésie rachidienne a été rejetée par le plus grand nombre sans essai probable ; bien au contraire notre observation longue et sérieuse nous autorise à proclamer la probité de la méthode, et c'est pour convaincre que nous avons écrit ce travail, nous n'osons dire ce plaidoyer.

Pour cela qu'il nous soit permis de faire appel à l'indulgence de nos juges. Peut-être eût-il fallu mieux faire, nous-même nous aurions voulu mieux dire, puisse leur bienveillance suppléer à l'insuffisance de nos efforts !

Alger, le 3 novembre 1903.

L'ANALGÉSIE CHIRURGICALE

PAR LA VOIE RACHIDIENNE (1900-1903)

HISTORIQUE

Tuffier (1), dans un article de la *Presse médicale* de novembre 1900, écrit : « Il n'est question en ce moment dans toutes
les publications périodiques que de l'anesthésie par voie rachidienne, qui suivant le pays porte le nom de méthode de Bier.
Méthode de Corninq, opération de Chicago ou Procédé de
Tuffier. Je crois qu'il serait intéressant d'être fixé sur l'histoire et l'évolution de cette méthode, pour établir sinon la part
de chacun dans son succès au moins les responsabilités qui
pèseront sur ceux qui l'auront étudiée. »

La rachicocaïnisation compte en effet à peine près de vingt
années d'existence. Ce fut Léonard Corning (2) de New-York,

---

(1) Tuffier, *Un mot d'historique sur la rachicocaïnisation* (*Presse médicale*, novembre 1900, n° 92).
(2) Léonard Corninq, New-York (*Médical journal*, 1885).

qui la pratiqua le premier avec succès en 1885. Ses tentatives, qui portèrent sur des animaux puis sur des malades, restèrent sans écho ; Quinke (1), en 1891, utilise la voie rachidienne dans un but thérapeutique. Avec lui la ponction lombaire évacuatrice du liquide rachidien devient un élément de diagnostic et de traitement.

Avec Reclus (2) naît le procédé d'anesthésie à la cocaïne locale (1891).

En 1899 Bier de Kiel renouvelle les tentatives de Corninq et utilise avec succès la voie lombaire pour provoquer l'immobilité des régions étendues du corps pendant l'acte opératoire. Il fixe la dose.

Seldowistch (3), dans un travail de 1899, se montre partisan de l'analgésie rachidienne, il publie quatre observations parfaites.

En même temps Sicard (4) fait les premières recherches expérimentales sur les animaux en vue d'étudier l'action de la cocaïne et le mode suivant lequel survenait l'analgésie. Il constate l'anesthésie complète du train postérieur et que l'analgésie gagne métamériquement (5).

Jaboulay (de Lyon), démontre la tolérance de la cavité sous-arachnoïdienne de l'homme, vis-à-vis de quantités relativement considérables de sérum ou de solutions physiologiques.

C'est le 3 novembre 1899, que M. Tuffier commença, dans

(1) Quinke, *Via Lumbal ponction des Hydrocephalus* (*Berliner Klinixtie Worcherschufft*, 1891).

(2) Reclus, *Société de chirurgie*, 1891, p. 76.

(3) Ueber, *Cocainssung des Ruckenmarks* (*Presse médicale*, 15 novembre 1899).

(4) Thèse de Sicard, 1899.

(5) *Compte rendu des séances de la Société de Biologie*. Séance du 20 mai 1899.

son service de Lariboisière, une série d'opérations par le procédé des injections de chlorhydrate de cocaïne dans le canal rachidien. Il analgésie avec plein succès 23 malades.

Au Congrès de médecine et de chirurgie (août 1900), la rachicocaïnisation est l'objet d'une discussion courte. Severeanu (de Bucharest), et Pitesci, communiquent leurs observations et insistent surtout sur les phénomènes subjectifs de la rachicocaïnisation (angoisse état syncopal).

Nicoletti (1) (de Naples), y expose après expérimentation le résultat négatif sur la possibilité d'altération grave par l'action temporaire de la cocaïne au contact des éléments nerveux, et Tuffier y communique ses 23 cas. Les 23 observations de Tuffier paraissent la même année dans une thèse de Cadol, un de ses élèves. Cadol reprend les expériences de Sicard sur les animaux et, avec le professeur Bier de Kiel, et son assistant Eden, il tire les conclusions suivantes: « On peut impunément faire une ponction dans le canal rachidien, on peut soustraire impunément des quantités relativement considérables de liquide céphalo-rachidien, on peut mêler au liquide céphalo-rachidien, après soustraction d'une petite quantité de ce liquide, des médicaments divers et, dans ces cas, la voie lombaire est la meilleure (Chipault-Martin).

» Enfin, lorsqu'on introduit de la cocaïne dans le canal rachidien on obtient une analgésie très étendue, sans trouble de la circulation ou de la respiration. »

Nicolendorff, un élève de Tuffier, arrive aux mêmes conclusions dans sa thèse de Paris, 1900. En Italie, Schiassi et Durante arrivent aux mêmes résultats.

(1) V. Nicoletti, *Contribution expérimentale histo-pathologique et clinique à l'anesthésie cocaïnique de la moelle épinière avec des injection sous-arachinoïdienne.* (Archives italiennes de gynécologie, 1900.)

(2) Cadol, *Anesthésie par les injections de cocaïne sous l'arachinoïde lombaire.* (Thèse de Paris 1900.)

Dans une thèse de Paris, avril 1900, Salmon (1) écrit que ce mode d'anesthésie a paru dénué d'inconvénients sérieux et qu'il est susceptible de nombreuses applications en chirurgie urinaire, surtout chez les sujets atteints de maladie de cœur.

Tuffier publie une nouvelle statistique de 253 cas, opérations qu'il décompose ainsi : 143 opérations intrapéritonéales et 110 extrapéritonéales. Gastro entérostomies, 6 ; gastrotomies, 3 ; entéro anastomoses 1, anus contre nature, 1 ; appendicectomies à chaud ou à froid, 22 ; fibromes, 12 ; hysterectomies abdominales, I0 ; hystéréections vaginales, 5 ; etc. (*Semaine médicale*, 1901).— M. le professeur agrégé de Rouville, inspira la même année une thèse à un de ses élèves sur la rachicocaïnisation.

Paraît alors le travail de notre camarade Roussel, interne d'Alger (Thèse de Toulouse, 1901), qui publie une statistique de 65 cas prise à l'hôpital de Mustapha.

En mars 1901, Reclus, dans un rapport de l'Académie de Médecine, fait des réserves sur l'emploi du procédé Tuffier. Il insiste sur les dangers de ce mode d'anesthésie chirurgicale et n'hésite pas à le placer bien loin après la cocaïnisation locale (procédé de Reclus). Dans la même Assemblée, Laborde s'élève contre la cocaïnisation de la moelle. Il en signale les dangers inhérents, dit-il, à l'action locale du poison et à son absorption, et, il proscrit comme dangereux ce procédé qui consiste à introduire une certaine quantité de cocaïne dans la cavité sous arachnoïdienne lombaire. Mais aucun de ces deux maîtres n'apportent contre le procédé Tuffier d'arguments décisifs.

L'analgésie rachidienne est au contraire l'objet d'une dis-

(1) Salmon, *De l'analgésie sur les injections sous arachnoïdiennes de cocaïne. Application de la chirurgie des voies urinaires.* (Th. 1900, Paris).

cussion plus intéressante à la Société de Chirurgie de Paris, et l'impression qui se dégage lui est plutôt favorable.

Dans la séance du 24 avril 1901, Chaput rapporte 51 cas de rachicocaïnisation et n'a jamais observé d'accidents gra_ ves. Les phénomènes qu'il a notés sont : l'élévation de température, les vomissements, la céphalalgie.

A la séance du 8 mai, Nélaton donne relation de 150 cas environ, Schwarts 49, Ricard, 50, Reclus s'élève seul contre la méthode. A la séance du 15 mai 1900, Bazy renonce à la rachicocaïnisation, après un seul cas médiocre, Gérard-Marchand, Routier, se déclarent satisfaits.

Wahlter, à la séance du 29 mai, rapporte un cas de décès dû à la rachicocaïnisation. Nous discuterons dans la suite ce décès.

A la même époque Ravaul et Aubourg, à la Société de Biologie, étudient le liquide céphalo-rachidien après la piqûre. Ils concluent ainsi : « Si on pratique une seconde ponction dans le cas de céphalalgie, celle-ci disparaît très vite, d'autre part l'examen histologique donne des éléments polynucléaires dans les premiers jours, au bout de huit jours il donne des lymphocytes et des mononucléaires, le liquide redevient normal après le quinzième jour. L'effet de la cocaïne sur l'enveloppe arachnoïdo pie-mérienne est donc une réaction inflammatoire plus ou moins intense dont la manifestation clinique est une céphalalgie plus ou moins marquée. Pour Broca, malgré un cas malheureux, la rachicocaïnisation est une bonne méthode d'anesthésie, mais pour lui tout doit dans la sûreté du produit. Segond se rallie, dans cette même séance de la Société de Chirurgie (juillet 1901), à l'opinion de Broca. Villar (de Bordeaux), en octobre 1901, rapporte 70 cas d'analgésie rachidienne parfaits, sans accident d'aucune sorte. Legueu, dans la séance

du 6 novembre 1901, termine la discussion par la communication de deux cas de morts. M. le professeur Vincent (d'Alger), prend part à la discussion de la Société de Chirurgie
par la communication importante d'une statistique dont nous
donnerons plus loin le détail clinique.

Carini (*Policlinico*, décembre 1902) expose ses recherches
expérimentales sur les modifications structurales de la moelle,
en injectant à des animaux des doses qui varient de 0 gr. 20
à 1 gramme. Il arrive ainsi à l'anesthésie complète et il
obtint, en outre, une paralysie motrice. Sacrifiant les animaux,
les uns pendant la période de paralysie sensitivo-motrice, les
autres immédiatement après la fin de cette période, d'autres
48 heures après, d'autres enfin au 20e jour, il constate : Dans
les deux premiers cas, une très légère désagrégation granu-
laire de la substance chromatique, fragmentation étendue à
de nombreuses cellules et allant dans quelques-unes jusqu'à la
dissolution complète ou, du moins, restant difficilement colo-
rables. Parfois, mais rarement, on note la dégénérescence
vacuolaire du noyau qui, néanmoins, reste central. Le nucléole
se colore fortement. Au bout de 24 heures, la désagrégation
chromatique ne s'étend plus qu'à un petit nombre de cellules,
au vingtième jour les éléments sont normaux. Par la méthode
de Golgi, M. Carini (1) a pu mettre en évidence un léger degré
d'atrophie variqueuse des prolongements protoplasmiques,
mais ne frappant que quelques éléments très disséminés, et
ne paraissant en relation ni avec la dose de cocaïne employée,
ni avec le temps qui s'est écoulé depuis l'injection.

Ces deux sortes de modifications structurales, analogues à
celles que produit l'anesthésie expérimentale de la moelle par
compression de l'aorte abdominale, sont considérées par

(1) Carini (*Semaine médicale*, décembre 1901).

Carini, non comme un état dégénératif de l'élément médullaire, mais simplement comme un phénomène de réaction. Cette constatation est d'autant plus rassurante que les doses employées par M. Carini sont supérieures à celles que l'on utilise dans un but chirurgical.

En janvier 1902, dans une thèse de Moscou, Pobulogatov (1), après une série de recherches expérimentales, écrit que tous les phénomènes désagréables que l'on peut observer sont attribuables à l'action immédiate de la cocaïne sur les centres bulbaires et cérébraux et qu'ils peuvent être atténués et même disparaître si l'on sait ne pas dépasser la dose.

Le docteur Denis, dans le *Bulletin médical de l'Algérie*, publie une deuxième statistique de 107 rachicocaïnisations. Dans une thèse de Lyon 1902, le docteur Guisoni (d'Alger) étudie l'anesthésie par la cocaïnisation lombaire en obstétrique. Il s'inspire des travaux d'Acconci, et des observations du professeur Porak ; ses observations sont puisées à la clinique d'accouchement de l'Ecole de médecine d'Alger.

Au Congrès de Madrid, avril 1903, le docteur José Spreafico d'Alméria donna communication d'une étude statistique sur l'anesthésie chirurgicale par la cocaïnisation lombaire. Une thèse de Paris, de juillet 1903, du docteur Panthes, sur l'analgésie rachidienne ; conclut à l'emploi avantageux du procédé Tuffier, et enfin dans la *Presse médicale*, 18 septembre 1903, paraît un article de Dönitz, un élève de Bier, qui conseille d'associer l'adrenaline à la cocaïne dans le procédé de Bier. Il proclame les avantages de cette nouvelle méthode qui, dit-il, supprime tous les petits accidents de la cocaïnisation lombaire.

(1) Pobulogatov, (*Semaine médicale*, janvier 1902).
(2) V. Denis (*Bulletin médical de l'Algérie*, novembre 1900, janvier 1902).

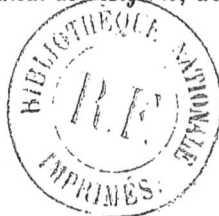

En écrivant ainsi une histoire de la rachicocaïnisation puisée à toute les sources de publications, nous avons voulu non seulement, comme le veut Tuffier, rechercher la part du succès de chacun dans l'ordre chronologique, mais encore nous avons atteint un double but.

Nous avons dégagé l'impression favorable qu'a laissé la cocaïnisation lombaire à presque tous les chirurgiens qui l'ont employée, et en second lieu, par l'exposé des formes de son anatomie-pathologique la plus récente, nous pouvons démontrer la presque inocuité de l'injection sous-anachroïdienne.

ÉTUDE CLINIQUE

NOS OBSERVATIONS

Le procédé opératoire — Repère principal et repères accessoires

L'indication première est de chercher la dépression sacro-lombaire, puis de là, compter en remontant les apophyses épineuses lombaires pour atteindre le quatrième ou le 3ᵐᵉ espace lombaire. Tuffier s'arrête sur l'apophyse épineuse de la quatrième lombaire, c'est pour lui le point principal ou il faut se repérer. Chipault conseille de toujours le faire dans l'espace sacro-lombaire, puisque cet espace est facilement reconnu, d'autres conseillent le troisième et le quatrième espace lombaire, pour d'autres enfin on doit piquer dans les limites comprises entre la troisième vertèbre lombaire et la première sacrée; on peut ainsi choisir un espace plus à découvert mieux déterminable et plus facilement abordable.

Notre point de repère, celui que nous avons pris l'habitude de déterminer avec aisance, est la dépression qui existe entre les apophyses épineuses des quatrième et cinquième lombaires; le malade, assis et faisant le gros dos, les épines iliaques postero supérieures repérée par un aide, on pique ainsi sur une ligne horizontale menée par ces trois points, à un demi-centimètre sur la droite ou la gauche du point de repère principal. L'aiguille (une aiguille de 8 à 10 cm.) est adaptée à une seringue de Luer en verre dont la stérilisation est parfaite.

Daus un premier temps, l'aiguille franchit la peau, le tissu cellulaire sous-cutané, l'aponévrose lombaire, les muscles de la masse sacro-lombaire, les aponévroses d'insertion du transverse et le muscle carré des lombes. Il n'y a de gros troncs nerveux ou vasculaires. L'espace interlamellaire se présente avec son ligament jaune, résistant ; l'aiguille le traverse, deuxième temps.

Cette résistance franchie, le liquide s'écoule, c'est le troisième temps. Suivant sa tension, le liquide s'écoule en jet ou goutte à goutte. On peut laisser s'écouler de trente à quarante gouttes de liquide.

Nous pouvons résumer ainsi notre manuel opératoire :

Repérer la dépression entre la 4ᵉ et 5ᵉ lombaire.

Enfoncer l'aiguille (8 à 10 centimètres) à 1 cent. soit à droite soit à gauche du repère principal. L'aiguille tenue entre le pouce et l'index de la main droite, poussée sans violence d'arrière en avant, de dehors en dedans, de bas en haut. Ne pas exagérer cette direction. Dans ce cas, presque toujours on a une tendance à aller trop haut, et par conséquent on se heurte à une résistance infranchissable, c'est la lame supérieure. L'indication est de retirer doucement l'aiguille, abaisser légèrement la pointe, l'aiguille s'enfonce alors aisément et le liquide s'écoule. Dès que la première goutte de liquide céphalo-rachidien paraît, il ne faut plus enfoncer son aiguille, car on se heurterait à la face postérieure des corps vertébraux. Injecter lentement la solution à 1/200, et la mélanger en proportion variée à quelques gouttes de liquide céphalo-rachidien ; à seule fin d'injecter un liquide à température normale, 37° (Procédé Guinard). Être rigoureusement aseptique (malade, chirurgien, instruments).

Se servir d'un produit d'une pureté absolue. Nous n'avons qu'à nous louer de la solution à 1/200 de la marque Poulenc, en tubes scellés.

Injecter de un centigramme à deux centigrammes de cette solution. Ces trois dernières indications sont certainement les plus importantes de cet acte opératoire, qui ne demande qu'un peu d'habileté. Il faut aussi éviter les tâtonnements, car on cède vite à l'impatience et alors le malade souffre et le temps opératoire augmente.

Notre technique ne diffère donc de celle des autres que par quelques points spéciaux ; nous l'avons toujours vue employer avec succès et les observations qui font l'objet de ce chapitre lui donne toute sa valeur.

Ces observations ont été puisées dans les services de clinique de MM. les professeurs Vincent et Bruch ; dans les services cliniques de MM. les docteurs Denis et Sabadini, nous en devons à l'obligeance de M. le docteur Cabanes, chef de clinique chirurgicale.

Nous n'avons pas cru, étant donné le nombre considérable de cas à publier, donner l'observation détaillée de chacun d'eux. Nous avons cru mieux faire de ne donner que le détail opératoire et le résultat de la rachicocaïnisation. Nous avons distingué parmi les rachicocaïnisations celles qui ont donné une analgésie suffisante et celles qui ont donné une analgésie insuffisante ou nulle.

Nous distinguerons donc : des analgésies parfaites ou bonnes, cas où l'on a pu observer les petits accidents de la cocaïne, et des analgésies médiocres ou mauvaises, toutes les fois où les phénomènes réactionnels se sont manifestés, et par leur intensité et par leur durée.

Nous étudierons ensuite dans un chapitre spécial tous les phénomènes observés, pour les discuter aisément et d'une manière sincère.

OBSERVATIONS

Nᵒˢ	NOMS ET AGES	NATURE DE L'INTERVENTION	NOTES sur l'analgésie avec 0,02 de cocaïne
1	B... J., 61 ans,	Sarcome de la cuisse (Dr Denis).	Bonne.
2	S... J., 17 ans,	Tumeur blanche du genou (Dr Denis).	Médiocre.
3	M... Ahmet?	Testicules tuberculeux.	Bonne.
4	A... Elisa, 37 ans,	Currettage (Dr Denis).	Bonne,
5	L. Etienne, 36 ans,	Hernie inguinale à gauche point de hernie à droite (Dr Denis).	Parfaite.
6	D. Emilie, 22 ans,	Recherche d'un fil suppurant à la suite de laparotomie (Dr Denis).	Médiocre.
7	T. ben H.?	Ganglion sarcomateux de l'aine (Dr Denis).	Parfaite.
8	L. Joseph, 8 ans,	Hernie inguinale gauche (Ds Denis).	0,007 de cocaïne. insuffisante éthérisation.
9	A... B., 13 ans,	Griffes Ollier-Thirsche (Dr Denis).	001. Parf.
10	Ahmet b. H.?	Fistule anale (Dr Denis.	Bonne.
11	C... Léontine, 51 ans,	Epithélioma du col utérin (Dr Denis).	Médiocre.

N^{os}	NOMS ET AGES	NATURE DE L'INTERVENTION	NOTES sur l'analgésie avec 0,02 de cocaïne
12	R... Charl, 42 ans,	Gastrostomie pour cancer de l'œsophage (Dr Denis).	Bonne. Le malade opéré d'une hernie meurt dans la nuit.
13	A. Jean, 31 ans,	Fistule anale.	Mauvaise.
14	B. Pierre, 8 ans,	Hernie inguinale.	0.007. Bon.
15	X. Estelle, 16 ans,	Ostéomyélite de l'extrémité inférieure du tibia gauche (Dr Denis).	Parfaite.
16	P... Pierre, 22 ans,	Hernie inguinale (Dr Denis).	Bonne.
17	M. b. Ali, 25 ans,	Greffes (Dr Sabadini).	Parfaite.
18	S. Fernand, 12 ans,	Hernie inguinale (Dr Denis).	0.008. Bon.
19	M. Thérèse ?	Hémorrhoïdes dilatation (Dr Denis).	Parfaite.
20	S. Joseph ?	Cal difforme et douloureux du 2me métatarsien droit (Dr Denis).	Bonne.
21	P... Louise, 27 ans,	Curettage (D^e Sabadini).	Bonne.

N^{os}	NOMS ET AGES	NATURE DE L'INTERVENTION	NOTES sur l'analgésie avec 0,02 de cocaïne
22	M. S., 48 ans,	Hernie (Dr Denis).	Bonne.
23	R. Gaston, 27 ans,	Hémorrhoïdes (Dr Denis.	Parfaite.
24	B. 'Adrien, 16 ans,	Varicocèle (Dr Denis).	0.01. Bonne.
25	S. Emilie, 80 ans,	Hématocèle suppuré testicule gauche (Dr Denis).	Parfaite.
26	D. Charles, 60 ans,	Hernie (Dr Sabadini).	Bonne.
27	Mohamed, 15 ans,	Ostéomyélite.	Parfaite.
28	S. François, 30 ans,	Adénite inguinale (Dr Sabadini).	Bonne.
29	C... Henri, 21 ans,	Abcès marge de l'anus (Dr Denis).	Pafaite.
30	S. Louise, 43 ans,	Epithélioma du col utérin (Dr Denis).	Parfaite.
31	Fathma, 15 ans	Fistule coxalgique (Docteur Denis).	Bonne.
32	Couchette, V. 23 ans,	Curettage Schrœder (Dr Sabadini).	Bonne.
33	B. Mélanie, 39 ans,	Curettage (Dr Denis).	Bonne.
34	X...	Laparotomie : perforation intestinale (Dr Denis).	Opération in extremis bonne. Mort le lendemain.

N^{os}	NOMS ET AGES	NATURE DE L'INTERVENTION	NOTES sur l'analgésie avec 0,02 de cocaïne
35	Kodjouza,	Sténose cicatricielle du vagin (Dr Denis).	Bonne.
36	G. Joséphine, 36 ans,	Hemato-salpinx (Dr Sabadini).	Bonne.
37	P... Jules, 36 ans,	Appendicite à chaud péritonite généralisée.	Opération in extremis. Analgésie bonne. Mort le 3e jour.
38	D. César, 51 ans,	Hernie étranglée.	Parfaite.
39	C.	Application des forceps.	Parfaite.
40	V. Antoine, 61 ans,	Résection d'un métatarsien.	Parfaite.
41	L..., 52 ans,	Hernie ombilicale étranglée (Dr Vincent).	Ponction blanche. Chloroforme.
42	B. Joseph, 38 ans,	Néphrotomie (Dr Vincent).	Insuffis.
43	B..., 23 ans,	Ostéomyélite.	Insuffis.
44	B... A., ?	Amputation de la jambe (Denis).	Médiocre.
45	O..., 29 ans,	Fistule anale (Denis).	Bonne.
46	P. Louis, 35 ans,	Abcès péri-anal (Denis).	Médiocre.
47	F. Joséphine,	Hernie inguinale (Sabadini).	Insuffis.

N^{os}	NOMS ET AGES	NATURE DE L'INTERVENTION	NOTES sur l'analgésie avec 0,02 de cocaïne
48	M. Philomène,	Hernie inguinale (Sabadini).	Insuffis.
49	E. Esther, 30 ans,	Laparotomie exploratrice (Vincent).	Bonne.
50	T... M., 32 ans,	Kyste de l'ovaire (Vincent).	Bonne.
51	H.. Joséphine, 29 ans,	Salpingite gauche et laparotomie (Vincent).	Bonne.
52	V..., 35 ans,	Salpingite double. Laparotomie (Vincent).	Parfaite.
53	H. Justine, 32 ans,	Fibrome utérin, laparotomie (Vincent).	Bonne.
54	X. Thevie, 39 ans,	Tumeur maligne du foie.	Bonne.
55	R. Auguste?	Varicocèle.	Insuffis.
56	Q. Jesus,	Phimosis.	Parfaite.

Les 56 observations ont fait l'objet de la thèse de Roussel, d'Alger, nous trouvons donc dans ces premières rachicocaïnisation, toutes à l'hôpital. Elles se décomposent ainsi :

16 analgésies parfaites.
25 — bonnes.
5 — médiocres.
8 — insuffisantes.

Aucun accident grave n'est signalé dans la thèse de Roussel.

Nos	NOMS ET AGES	NATURE DE L'INTERVENTION	NOTES sur l'analgésie avec 0,02 de cocaïne
57	Adulte,	Pleurotomie et résection costale (pleurésie purulente), guérison.	Bonne.
58	Adulte,	Id., mort un mois après.	Bonne.
59	Adulte,	Résection costale pour tuberculose.	Bonne.
60	Adulte, femme,	Kyste hydatique du poumon, compliqué du kyste hydatique du foie et du mésentère.	Mort sur la table d'opération après la ponction du kyste pulmonaire. Mort foudroyante.
61	Adulte,	Gastro - entérostomie, guérison.	Bonne.
62	Vieillard,	Gastro-entérostomie, cachexie cancéreuse profonde.	Insuffis. chloroforme, mort.
63	50 ans,	Gastro-entérostomie, cachexie cancéreuse.	Bonne, mort au 3me jour.
64	Adulte,	Laparotomie exploratrice pour cancer.	Bonne.
65	Adulte,	Kyste hydatique (guérison).	Bonne.

Nᵒˢ	NOMS ET AGES	NATURE DE L'INTERVENTION	NOTES sur l'analgésie avec 0,02 de cocaïne
66	Adulte,	Kyste hydatique (guérison).	Bonne.
67	Adulte,	Kyste hydatique (mort le soir même) cachexie hydatique.	Bonne.
68	Adulte,	Kyste hydatique suppuré (mort six semaine après).	Bonne.
69	Adulte,	Cholecystotomie (cancer du pancréas).	Bonne.
70	Adulte,	Splenectomie (guérison).	Bonne.
71	Adulte,	Hernie inguinale.	Parfaite.
72	Adulte,	Id.	Id.
73	Adulte,	Id.	Id.
74	Adulte,	Id.	Id.
75	Adulte,	Id.	Id.
76	Adulte,	Id.	Id.
77	Adulte,	Id.	Id.
78	Adulte,	Id.	Id.
79	Adulte,	Id.	Id.
80	Adulte,	Id.	Id.
81	Adulte,	Id.	Id.
82	Adulte,	Id.	Id.
83	Adulte,	Id.	Id.
84	Adulte,	Id.	Id.
85	Adulte,	Fistule abdominale.	Bonne.
86	Adulte,	Fistule anale.	Bonne.
87	Adulte,	Fistule anale.	Bonne.
88	Adulte,	Dilatation anale.	Bonne.

N^{os}	NOMS ET AGES	NATURE DE L'INTERVENTION	NOTES sur l'analgésie avec 0,02 de cocaïne
89	Adulte,	Hemorrhoïdes.	Bonne.
90	Adulte,	Hemorrhoïdes, dilatation anale, cautérisation.	Bonne.
91	Adulte,	Id.	Bonne.
92	Adulte,	Id.	Insuffis.
93	Adulte,	Id.	Bonne.
94	Adulte,	Id.	Bonne.
95	Adulte,	Abcès de la fesse	Parfaite.
96	Adulte,	Périnéorraphie.	Parfaite.
97	Adulte,	Périnéorraphie.	Bonne.
98-105	Adultes,	Curettages.	Bonnes. Parfaites.
106	Adulte,	Hystérectomie abdominale fibrome.	Bonne.
107	Adulte,	Hystérectomie abdominale, fibrome.	Parfaite.
108	Adulte,	Hystérectomie abdominale, cancer.	Bonne.
109	Adulte,	Pyométrie.	Bonne. Mort d'infection.
110	Adulte,	Laparotomie pour grossesse extra-utérine.	Insuffis. chlo.
111	Adulte,	Pyosalpinx double (guérison).	Médiocre.
112	Adulte,	Tuberculose annexe (guérison).	Bonne.

N^{os}	NOMS ET AGES	NATURE DE L'INTERVENTION	NOTES sur l'analgésie avec 0,02 de cocaïne
113	Adulte,	Salpingite double (guérison).	Médiocre.
114	Adulte,	Kyste paraovarien et salpingite.	Parfaite.
115	Adulte,	Tumeur ovarienne(cysto-sarcome).	Mort, bon.
116	Adulte,	Fistule vésico-vaginale.	Bonne.
117	Adulte,	Eléphantiasis du scrotum (guérison).	Parfaite.
118	Adulte,	Ablation des testicules.	Parfaite.
119	Adulte,	Id.	Parfaite.
120	Adulte,	Varicocèle.	Médiocre, céphalée intense.
121	Adulte,	Id.	Parfaite.
122	Adulte,	Fistule annale.	Insuffi.
123	Adulte,	Cystotomie (guérison).	Bonne.
124	Adulte,	Id. mort 2 mois après.	Insuffi.
125	Adulte,	Cautérisation d'un chancre phagédénique.	Parfaite.
126	Adulte,	Circoncision.	Insuffi.
127	Adulte,	Ablation d'un abcès froid du tendon du grand droit.	Parfaite.
128	Adulte,	Ablation et grattage de ganglions tuberculeux de l'aine.	Médiocre.
129	Adulte,	Id.	Id.

N^{os}	NOMS ET AGES	NATURE DE L'INTERVENTION	NOTES sur l'analgésie avec 0,02 de cocaïne
130	Adulte,	Abcès tuberculeux très volumineux de la cuisse gauche (curage).	Bonne.
131-134	Adultes,	Sutures osseuses.	Bonnes.
135	Adulte,	Redressement du genou gauche	Bonne.
136-138	Adultes,	Résection de la saphene interne pour varices.	Bonnes.
138-141	Adultes,	Id.	Bonnes.
142	Adulte,	Elongation de nerf tibial post.	Bonne.
143	Adulte,	Greffe Ollier-Thirsch.	Bonne.
144-145	Vieillard, Adulte,	Amputation jambe, gangrène sénile et écrassement.	Bonnes.
146-147	Adultes,	Ongle incarné.	Médiocre.
148	Adulte,	Évidement de la malléole interne gauche.	Insuffi.
149-152	Adultes,	Ostéomyélite : 1° Prolongée, ext. sup. du péroné ext. infér. du fémur; 2° aiguë du tibia gauche.	1° Insufffi. 2° Bonne.
153	Adulte,	Accouchement normal.	Bonne.
154	Adulte,	Application forceps.	Bonne.

N^{os}	NOMS ET AGES	NATURE DE L'INTERVENTION	NOTES sur l'analgésie avec 0,02 de cocaïne

CHIRURGIE D'URGENCE

155	Adulte,	Suture estomac, mort au 22me jour.	Bonne.
156	Adulte,	Plaie perforante abdomen par balle de révolver.	Bonne.
157	Adulte,	Id.	Bonne.
158	Adulte,	Id.	Bonne.
159	Adulte,	Occlusion intestinale, invagination, au bout de 10 jours, gangrène, mort après 36 heures.	Bonne.
160	Adulte,	Occlusion intestinale, bride, 15 jours, mort, stercorémie.	Bonne.
161	Adulte,	Hernie crurale étranglée, mort le même jour, stercorémie.	Bonne.
162	Enfant de 13 ans,	Perforation typhoïde (guérison).	Bonne.
163	Adulte,	Péritonite appendiculaire, mort 3 jours après.	Bonne.
164	Adulte,	Infiltration d'urine uréthrotomie externe et laparotomie.	Bonne.

Observations inédites

165	54 ans,	Hernie inguinale gauche.	Parfaite.
166	19 ans,	Varicocèle.	Bonne.

N^{os}	NOMS ET AGES	NATURE DE L'INTERVENTION	NOTES sur l'analgésie avec 0,02 de cocaïne
167	41 ans,	Hydrocèle vaginale double. Retournement.	Bonne.
168	44 ans,	Hernie inguinale double.	Parfaite.
169	44 ans,	Hernie inguinale gauche.	Bonne.
170	Adulte,	1° Astragalectomie tuberculose du tarse.	Bonne.
		2° Amputation de la jambe.	Bonne.
171	64 ans,	Hydrocèle à gauche cure radicale. Retournement.	Bonne.
172	44 ans,	Hémorroïdes fluentes.	Bonne.
173	30 ans,	Ostéomyélite prolongée de l'extrémité sup. du tibia.	Parfaite.
174	45 ans,	Uréthrotomie externe.	Parfaite.
175	15 ans,	Cure radicale de hernie inguinale gauche.	Bonne.
176	63 ans,	Hernie inguinale gauche étranglée.	Parfaite.
177	20 ans,	Curettage.	Bonne.
178	35 ans,	Colporraphie antérieure et postérieure.	Bonne.
179	Adulte,	Currettage.	Parfaite.
180	Adulte,	Métrite hémorragique. Curettage.	Bonne.
181	31 ans,	Salpingite double (laparotomie).	Bonne.
182	25 ans,	Abcès de la cuisse.	Insuffis.
183	25 ans,	Curettage.	Parfaite.

5

Sur les 127 observations de M. le docteur Denis, chirurgien sup-pléant, nous trouvons :

34 analgésies parfaites ;
73 bonnes ;
10 médiocres ;
10 insuffisantes.

Observations de M. le professeur Bruch et de M. le docteur Cabane, chef de clinique, 1901-1902-1903

N^os	NOMS ET AGES	NATURE DE L'INTERVENTION	NOTES sur l'analgésie avec 0,02 de cocaïne
184	Adulte,	Laparotomie explora-trice.	Bonne.
185	Adolescent,	Laparotomie explora-trice.	Insuffis. (chlor.)
186	Adulte,	Cure radicale hernie in-guinale.	Bonne.
187-188	1° Adulte, 2° 54 ans,	Cure radicale hernie in-guinale.	Bonne.
189	50 ans,	Cure radicale d'hydro-cèle et hernie.	Bonne.
190	35 ans,	Cure radicale hernie in-guinale.	Médiocre.
191	Adulte,	Hernie épiploïque.	Bonne.
192	Adulte,	Eventration abdominale.	Bonne.
193-194	Adolescent, 27 ans,	Castration. Tuberculose testiculaire.	Bonnes.

N^{os}	NOMS ET AGES	NATURE DE L'INTERVENTION	NOTES sur l'analgésie avec 0,02 de cocaïne
195	Vieillard,	Cure radicale hydro-cèle.	Bonne.
196	36 ans,	Pachyvaginalite.	Parfaite.
197	Adulte,	Uréthrotomie externe.	Bonne.
198	Adulte,	1° Restauration uréthrale	Bonne.
		2° — —	Parfaite.
199	Femme vieille,	Colporraphie antérieure.	Bonne.
200-201	Adulte, 25 ans,	Colporraphie antérieure.	Bonne.
202	Adulte,	Colporraphie postérieure	Bonne.
203	Adulte (insuffi-sance mitrale),	Opération d'Emmet.	Parfaite.
204	25 ans,	Salpingectomie unilaté-rale.	Bonne.
205	43 ans,	Hystérectomie abdomi-nale (cancer, 2° rachic. La 1re huit jours avant).	Bonne, mais au cours de l'interven-tion, de-vant l'ef-froi de la malade, on donne de l'éther.
206	Adulte,	Avivement pour fistule urinaire.	Bonne.
207	Adulte,	Kyste hydatique suppuré sous-diaphragmatique.	Bonne.

N^os	NOMS ET AGES	NATURE DE L'INTERVENTION	NOTES sur l'analgésie avec 0,02 de cocaïne
208	Jeune fille,	Arthrectomie.	Bonne.
209	Adulte,	Ongle incarné.	Bonne.
210	Adulte,	Des articulation du gros orteil.	Bonne.
211	Adolescent,	Amputation de la cuisse, tumeur blanche.	Bonne.
212	Adulte,	Suture osseuse du tibia.	Bonne.
213	Vieillard,	Deux interventions amputation jambe.	Parfaites.
214	Adulte atteint de maladie de Reynaud,	Amputation de la jambe (gangrène).	Bonne.
215	35 ans, indigène, grosse de 9 mois,	Evidement du tarse. Tuberculose.	Bonne.
216	17 ans,	Ignipuncture. Tumeur blanche du genou.	Parfaite.
217	24 ans,	Greffe d'Ollier Thirsch.	Bonne.
218	28 ans,	Exploration du tarse pour tuberculose.	Bonne.
	Vieillard,	Hémorroïdes.	Bonne.

Tous ces malades ont guéri.

Observations du docteur Cabane

N^os	NOMS ET AGES	NATURE DE L'INTERVENTION	NOTES
219	47 ans,	Taille vessie hypogastrique-papillome.	Bonne.
220	32 ans,	Phimosis.	Parfaite.

Nᵒˢ	NOMS ET AGES	NATURE DE L'INTERVENTION	NOTES sur l'analgésie avec 0,02 de cocaïne
221-2	18-16 ans,	Cure radicale hydrocèle vaginale.	Bonne. Bon. anesthésie totale.
223	35 ans,	Pachyvaginalite.	Bon. anesthésie jusqu'à la clavicule.
224	31 ans,	Amputation du gland.	Bonne.
225	30 ans,	Colpopérinéorraphie.	Parfaite.
226-229	39-36-39-21 ans,	Curettages.	Bonne.
230	23 ans,	Amputation du col.	Parfaite.
231	54 ans,	Cure radicale de hernie inguinale. 2ᵉ rachicocaïnisation.	Bonne.
232	adulte,	Hernie ing. étranglée.	Bonne.
233	adulte,	Hernie crurale étranglée. 30 heures.	Bonne. Lipothymies av. et durant l'opération. A fermé.
234	28 ans,	Appendicite (cure radicale.	Bonne.
235	49 ans,	Laparotomie exploratrice (coup de couteau).	Bonne.

N^{os}	NOMS ET AGES	NATURE DE L'INTERVENTION	NOTES sur l'analgésie avec 0,02 de cocaïne
236	26 ans,	Eviscération pour péritonite généralisée. Coup de couteau, 8 jours.	Bonne.
237	38 ans,	Synovite des péroniers.	Parfaite.
238	15 ans (retrécissement mitral,	Ongle incarné.	Bonne, analgésie béante.
239	16 ans,	Ablation de ganglions de l'aine.	Insuffis. (malade craintif).
240	35 ans (indigène, grosse de 6 mois),	Amputation de la jambe (2e analgésie).	Bonne.
241	28 ans,	Tarsectomie antérieure, total 2e analgésie.	Bonne.
242	adulte,	Gastrostomie (cancer œsophage).	Bonne. Mort d'empoisonnement 3 j. après l'intervention
243	50 ans,	Obstruction intestinale, 8 jours (scoliose dorsolombaire).	Bonne (meurt 3 heures après stercorémie).

N^{os}	NOMS ET AGES	NATURE DE L'INTERVENTION	NOTES sur l'analgésie avec 0,02 de cocaïne
244	65 ans,	Cystostomie (cancer vé-sical.	Bonne (meurt un mois après
245	adulte,	Mal perforant	Bonne.
246	25 ans,	Plaie perforante abdomen (blessure estomac coup de couteau).	Bonne.
247	30 ans,	Plaie du foie (de 0,03 cent. de long, et 1 cent. de profondeur). Abondante hémorragie.	Bonne.
248	84 ans,	Hernie étranglée (ing. droite au 5me jour).	Bonne. Mort au 5e jour. Sté-recoremie et conges-tion pul-monaire.
249	adulte,	Appendicite à chaud. Appendice rétro-cœcal. Abcès remontant vers le foie.	Bonne.
250	adulte,	Colpopérinéorraphie	Parfaite.
251	adulte,	Coup de couteau dans la rate, épanchement abon-dant, suture de la rate.	Parfaite.

N^{os}	NOMS ET AGES	NATURE DE L'INTERVENTION	NOTES sur l'analgésie avec 0,02 de cocaïne
252	adulte,	Uréthrotomie externe.	Bonne.
253	25 ans,	Coup de couteau, hernie épiploïque.	Bonne.
254	femme agée,	Hernie ombilicale.	Bonne.
255	adulte,	Résection malléolaire interne (fracture).	Bonne.
256	48 ans,	Néoplasme vésical (papillome) récidive 2me rachicocaïnisation, ablation de deux tumeurs.	Bonne.
257	25 ans,	Varicocèle.	Bonne.
258	30 ans,	Hernie inguinale gauche.	Parfaite.
259	33 ans,	Emmet et curettage.	Bonne.
260	adulte,	Hernie inguinale double. Appendicectomie.	Bonne.
263	adulte,	Hernie ombilicale étranglée, suture d'une perforation du grêle.	Bonne.
264-266 267	adulte,	Hernies inguinales.	Bonnes.
268	35 ans,	Coup de couteau, région lombaire gauche.	Bonne.
269	59 ans,	Cystostomie sus-pubienne, calcul énorme de la vessie 250 grammes.	Parfaite.
270	30 ans,	Hernie inguinale.	Bonne.

N^{os}	NOMS ET AGES	NATURE DE L'INTERVENTION	NOTES sur l'analgésie avec 0,02 de cocaïne
271	adulte,	Laparotomie pour périto- nite générabiée (perfo- ration stomacale au 14me jour).	1re rachi- cocaïnisa- tion bon- ne, mais la malade va à la selle et l'inter- vention est diffé- rée ; 2me chlorofor- misation le soir, pour lapa- rotomie, mort de Schok, opératoire.
272	adulte,	Hémorroïdes dilatation.	Bonne.
273-274	adultes,	Hernies inguinales.	Bonne.
275	adulte,	Coup de couteau, région lombaire.	Bonne.
276	femme adulte,	Coup de couteau au foie lobe droit perforé par une plaie de 10 cent. de profondeur aboutissant au hile.	Bonne. Mort deux heures après. (Hémorragie).

D'après les résultats obtenus on peu donc compter :

Analgésies parfaites 15

— bonnes 79

— médiocre 0

— mauvaises 2

96

Observations inédites recueillies par nous dans le service
de M. le docteur Sabadini (1902-1903)

N^os	NOMS ET AGES	NATURE DE L'INTERVENTION	NOTES sur l'analgésie avec 0,02 de cocaïne
277	52 ans,	Kyste hydatique du foie.	Bonne.
278	35 ans,	Arthrotomie	Parfaite.
279	28 ans,	Hernie inguinale gauche.	Parfaite.
280	41 ans,	Fistules anales.	Médiocre.
281	44 ans,	Kyste hydatique du foie.	Bonne.
282	31 ans,	Hémorroïdes.	Bonne.
283	27 ans,	Hernie étranglée.	Parfaite. Analgésie totale.
284	17 ans,	Appendicite.	Bonne.
285	Adulte,	Adénite suppurée.	Bonne.
286	40 ans,	Hernie inguinale gauche.	Bonne.
287	19 ans,	Hygroma du genou.	Parfaite.
288	49 ans,	Evidement du tibia (gomme ulcéreuse du tibia gauche ayant dévoré le tibia sur 8 cent. de long.).	Insulfis. chloroforme.

Nᵒˢ	NOMS ET AGES	NATURE DE L'INTERVENTION	NOTES sur l'analgésie avec 0,02 de cocaïne
289	61 ans,	Hernie inguinale droite.	Bonne.
290	41 ans,	Hernie inguinale droite.	Bonne.
291	31 ans,	Hydrocèle (procédé Doyen).	Parfaite.
292	35 ans,	Fissure anale, dilatation.	Parfaite.
293	42 ans,	Hernie inguinale droite.	Bonne.
294	33 ans,	Hernie inguinale gauche.	Bonne.
295	38 ans,	Arthrite tuberculeuse du genou.	Bonne.
296	54 ans,	Kyste hydatique du péritoine.	Médiocre. vomissement.
297	46 ans,	Hernie inguinale droite.	Bonne.
298	52 ans,	Hernie étranglée ing. droite, résection de 45 cent. d'intestin grêle.	Bonne.
299	50 ans,	Castration unilatérale.	Bonne.
300	40 ans,	Cure radicale d'une hernie inguinale droite.	Parfaite.
301	74 ans,	Cure radicale d'une hernie inguinale droite, ganglion suppuré à l'orifice externe à gauche.	Bonne, un vomisse. pendant opération.
302	47 ans,	Kyste hydatique face inférieure du foie.	Insuffis. éther.

N^{os}	NOMS ET AGES	NATURE DE L'INTERVENTION	NOTES sur l'analgésie avec 0,02 de cocaïne
303	63 ans,	Abcès du foie.	Bonne.
304	68 ans,	Hernie ombilicale	Bonne.
305	45 ans,	Fistule de l'uréthre.	Parfaite.
306	25 ans,	Tumeur blanche du genou. Ouverture d'un abcès par congestion.	Parfait,
307	32 ans,	Urethroplastie.	Bonne.
308	28 ans,	Hémorroïdes.	Parfaite.
309	41 ans,	Fistule anale.	Parfaite.
310	34 ans,	Adénite inguinale, extirpation.	Parfaite.
311	50 ans,	Mal plantaire.	Parfaite.
312	46 ans,	Hernie étranglée.	Bonne.
313	33 ans,	Restauration de l'urèthre.	Bonne.
314	28 ans,	Hernie épiploïque.	Bonne.
315	27 ans,	Sarcome du testicule.	Bonne.
316	46 ans,	Hémorroïdes.	Bonne.
317	32 ans,	Uréthrotomie externe pour corps étrangers.	Bonne.
318-19	33-29 ans,	Hernies inguinales droites et gauches.	Bonnes.
320	16 ans,	Varicocèle.	Bonne.
321	19 ans,	Exostose du fémur gauche.	Ponne.
322	33 ans,	Phlegmon périarticulaire de la hanche gauche.	Insuffis. éther.
323	43 ans,	Abcès du foie.	Bonne.

N^{os}	NOMS ET AGES	NATURE DE L'INTERVENTION	NOTES sur l'analgésie avec 0,02 de cocaïne
324	34 ans,	Pleurésie purulente.	Bonne.
325	25 ans,	Appendicite.	Parfaite.
326	26 ans,	Castration.	Médiocre.
327	50 ans,	Hernie inguinale gauche.	Bonne.
328	15 ans,	Hernie inguinale gauche.	Parfaite.
329	28 ans,	Hydrocèle.	Bonne.
330	36 ans,	Appendicite.	Parfaite.
331	42 ans,	Hémorroïdes.	Bonne.
332	Honoré, 31 ans, lit n° 40,	6 mars 1903. - Pyo-pneumothorax, évacué de l'ambulance d'El-Kettar, la temp. est à 41°02, le pouls est à 130, frissons, etc , état très précaire. Péricardite abondante.	Pouls avant la ponction non perceptible. Injection à 10 h. 40, tension

moyenne, 230 pour injecter. Pouls après l'injection 132, anesthésie à 10 h. 48. Au moment précis ou l'on fait asseoir de nouveau le malade sur la table d'opération, il est pris d'une violente crise d'oppression, et meurt rapidement après quelques spasmes respiratoires. L'autopsie révèle un épanchement pleural purulent considérable à gauche. Le poumon avait complètement disparu dans la gouttière costo-vertébrale. Péricardite très abondante. Néphrite aux deux reins.

333	25 ans,	Abcès du foie.	Parfaite.
334	20 ans,	Fistule anale.	Bonne.
335	30 ans,	Amputation de Chopart.	Bonne.
336	19 ans,	Hernie inguinale double.	Médiocre.

Nᵒˢ	NOMS ET AGES	NATURE DE L'INTERVENTION	NOTES sur l'analgésie avec 0,02 de cocaïne
337	21 ans,	Fistule anale.	Bonne.
338	18 ans,	Fracture de cuisse pseu darthrose suture oss.	Bonne.
339-40	45 ans, 16 ans,	Hernie inguinale droite.	Bonne.
341	51 ans, –	Amputation de jambe au lieu d'élection (gangrène du pied artériosclérose)	Parfaite.
342	49 ans,	Hernie inguinale droite.	Bonne.
343	17 ans,	Id.	Parfaite.
344	60 ans,	Laparotomie exploratrice tumeur du foie.	Parfaite.
345	34 ans,	Hémorroïdes.	Parfaite.
346	57 ans,	Hernie inguinale gauche.	Parfaite.
347	16 ans et demi,	Circoncision.	Bonne.
348	45 ans,	Fistule urinaire.	Bonne.
349	23 ans,	Appendicite.	Insuffis, éther.
350	70 ans,	Hernie inguinale droite.	Bonne, quelques nausées.
351	51 ans,	Amputation de la jambe.	Bonne.
352	16 ans,	Hernie inguinale double.	Bonne.
353	52 ans,	Pachyvaginalite double.	Parfaite.
354	16 ans,	Greffes Ollier Thirsch.	Parfaite.
355	21 ans,	Arthrite suppurée, du genou, artrothomie.	Parfaite.
356	Adulte,	Hystérectomie vaginale.	Bonne.

N^{os}	NOMS ET AGES	NATURE DE L'INTERVENTION	NOTES sur l'analgésie avec 0,02 de cocaïne
357	35 ans,	Hématocèle rétro-utérine.	Bonne.
358	45 ans,	Schrœder.	Bonne.
359	30 ans,	Salpingite double	Bonne.
360	Adulte,	Hermatocèle rétro-uté-rine.	Parfaite.
361	36 ans,	Curettage.	Bonne.
362	Adulte,	Ovariotomie	Bonne.
363	28 ans,	Curettage.	Parfaite.
364	45 ans,	Fistule recto-vaginale.	Bonne.
365	Adulte,	Curettage.	Bonne.
366	40 ans,	Arthrectomie.	Bonne.
367	40 ans,	Polype utérin.	Bonne.
368	43 ans,	Hémorroïdes.	Bonne.
369	26 ans,	Ovariotomie double,	Bonne.
370	55 ans,	Hystérectomie vaginale (prolapsus)	Bonne.
371	40 ans,	Schrœder.	Bonne.
372	35 ans,	Polype de l'utérus.	Bonne.
373	51 ans,	Hystérectomie abdomi-nale (cancer).	Parfaite.
374	20 ans,	Fibro-sarcome de la cuisse cuisse gauche).	Parfaii.
375	18 ans,	Hygroma (genou droit)	Bonne.
376	15 ans,	Eventration.	Bonne.
377	38 ans,	Hystérectomie abdomi-nale (cancer).	Parfaite.

anesthésie jusqu'à la clavicule.

Douleurs de traction.

N^{os}	NOMS ET AGES	NATURE DE L'INTERVENTION	NOTES sur l'analgésie avec 0,02 de cocaïne
378	23 ans,	Salpingite.	Bonne.
379	20 ans,	Pelvi-péritonite (laparo-tomie).	Bonne.
380	26 ans,	Hystérectomie abdomi-nale (fibrome).	Insuffis. éther.
381	24 ans,	Hémato-salpinx	Parfaite.
382	32 ans,	Varices, excision de la saphene.	Bonne.
383	40 ans,	Pyosalpinx droit salpingo	
384	25 ans,	ovarite. g. Laparotomie, curettage.	Bonne.
385	39 ans,	Salpingite double avec réaction-adhérentielle du péritoine très forte.	Parfaite.
386	49 ans,	Polype utérin.	Bonne.
387	32 ans,	Eventration	Bonne.
388	22 ans et demi,	Salpingite droite.	Bonne.
389	50 ans,	Polype utérin.	Médiocre.
390	40 ans,	Hernie étranglée (cure radicale).	Bonne.
391	37 ans,	Kyste de l'ovaire.	Parfaite.
392	32 ans,	Salpingite gauche. Ova-riotomie double.	Bonne.
393	28 ans,	Salpingite droite,	Bonne
394	9 ans,	Kyste suppuré de l'ovaire.	Bonne.

A ces observations nous devons ajouter 175 cas d'une statistique personnelle à M. le docteur Sabadini. Parmi ces 175

cas, nous ne relevons que quelques observations où l'analgésie ne fut pas parfaite, mais même, dans ces quelques cas,
les phénomènes réactionnels disparurent dans les premières
heures qui suivirent l'opération.

Observations de M. le professeur Vincent

1° Communication faite à la Société de chirurgie de Paris
1901.

A) *Opération sur l'abdomen*:

Laparotomie pour salpingites 12
— perforation intestinale fièvre typhoïde . . 1
— plaie abdomen, hernie épiploon 1
— éventration 1
— hystérectomie abdominale pour fibrome . 8
— tumeur du mésentère 2
— kyste paraovarien 1
— kyste de l'ovaire 1
— kyste hydatique du foie et de l'épiploon . 1
———
30
— cure radicale de hernie 2
— hernie étranglée 2
— kyste hydatique du rein 1
— néphrotomie 1
— rupture traumatique du rein 1
———
37

B) *Thorax*:

— abcès du foie (ouverture transpleuro-péri-
tonéale 8e côte 2

C) *Membres :*

— amputation d'orteil 3
— talalgie blennorragique (curettage des
 bourses séreuses). 2
— curettage du calcaneum. 1
— amputation de la cuisse 1
— évidement du tibia 2
— extirpation de tumeurs de la cuisse . . 2
 ——
 50

D) *Opérations sur l'anus :*

— hémorrhoïdes 3
— fistules anales 3
— rétrécissement du rectum 1
— dilatation pour fissure anale 1

F) *Organes génitaux de l'homme :*

— phimosis 2
— hématocèle. 2
— varicocèle. 1
— hydrocèle (cure radicale) 2

F) *Vagin et utérus :*

— extirpation d'un cancer de la glande vul-
 vo-vaginale 1
— fibrome du vagin 1
— curettage pour métrite 6
— curettage pour cancer de l'utérus 1
— colpotomie pour suppuration 4
 ——
 28

Deux de ces 78 rachicocaïnisations furent insuffisantes, une pour salpingite, l'autre pour une hystérectomie pour fibrome tous les malades ont guéri, sauf celui porteur d'une rupture du rein opéré in-extremis.

Observations inédites, novembre 1902, juillet 1903

N^os	NOMS ET AGES	NATURE DE L'INTERVENTION	NOTES sur l'analgésie avec 0,02 de cocaïne
647	29 ans,	Périnéorraphie.	Parfaite.
648	40 ans,	Ovariotomie et salpingo-tomie.	Parfaite.
649	49 ans,	Hernie ombilicale.	Insuffis. plainte pendant toute l'opération cependant l'analgésie sans employer d'autres anesthésiques.
650	Adulte,	Curettage.	Parfaite.
651	27 ans.	Laparotomie salpingite double.	Parfaite.

Nᵒˢ	NOMS ET AGES	NATURE DE L'INTERVENTION	NOTES sur l'analgésie avec 0,02 de cocaïne
652	30 ans,	Fièvre typhoïde perforation intestinale, laparotomie, 17ᵐᵉ heures guéson.	Parfaite.
653	42 ans,	Tumeur de la vessie.	Bonne.
654	Adulte,	Résection du tibia (fracture ouverte).	Bonne.
655	37 ans,	Fracture de la malléole interne de la jambe gauche, résection.	Parfaite.
656	20 ans,	Varicocèle.	Parfaite.
657	21 ans,	Hernie inguinale gauche	Médiocre. céphalalgie, courbature.
658	27 ans,	Hernie inguinale gauche.	Parfaite.
659	30 ans,	Curettage.	Médiocre. raideur de la nuque.
660	26 ans,	Salpingite tuberculeuse.	Parfaite.
661	45 ans,	Tumeur du foie, laparotomie exploratrice.	Parfaite.
662	27 ans,	Hernie lombaire.	Parfaite.
663	41 ans,	Uréthrorraphie, ablation fistule.	Parfaite.
664	34 ans,	Talalgie blennorragie,	
665	35 ans,	curettage des bourses séreuses.	Parfaite.

Nᵒˢ	NOMS ET AGES	NATURE DE L'INTERVENTION	NOTES sur l'analgésie avec 0,02 de cocaïne
666	22 ans,	Curettage.	Parfaite.
667	40 ans,	Curettage et Emmet.	Parfaite.
668	44 ans,	Hernie ombilicale étranglée.	Parfaite.
669	21 ans,	Kyste volumineux de l'ovaire.	Parfaite.
670	Adulte,	Salpingite double.	Insuffis. chloroforme, malade pusillanime.
671	42 ans,	Hystérectomie abdominale (fibrome).	Parfaite.
672	26 ans,	Hystérectomie abdominale (fibrome volumineux) hydrosalpinx.	Bonne.
673	35 ans,	Péritonite tuberculeuse (3ᵉ rachicocaïnisation).	Bonne.
674	25 ans,	Hernie inguinale droite.	Bonne.
675	23 ans,	Hernie inguinale gauche.	Parfaite.
676	37 ans,	Hernie inguinale gauche.	Bonne.
677	30 ans,	Hernie inguinale gauche.	Parfaite.
779	26-27-40 ans,	Hernie inguinale droite.	Parfaites.
780	19 ans,	Hernie inguinale double, appendicite.	Bonne.
681	30 ans,	Hernie inguinale droite.	Bonne.
682	27 ans,	Pyo-salpinx. Marsupialisation.	Parfaite.

N^{os}	NOMS ET AGES	NATURE DE L'INTERVENTION	NOTES sur l'analgésie avec 0,02 de cocaïne
683	19 ans Ang. B.	Hémato-salpinx gauche, salpingite droite, castration bilatérale. Ovaire gauche enlevé en partie seulement.	Parfaite.
684	30 ans,	Hystérectomie totale abdominale pour gros fibrome.	Parfaite.
685	36 ans,	Castration bilatér. Salpingite double.	Parfaite.
686	19 ans,	Hernie inguinale gauche.	Parfaite.
687	21 ans,	Hernie inguinale droite. Appendicectomie.	Parfaite.
688	26 ans,	Opér. précédemment pour hydrosalpinx, noyau de salpingite avec adhérences généralisées au bassin.	Parfaite. 2e piqûre.
689	47 ans,	Laparotomie exploratrice. Cholécystostomie.	Parfaite.
690	40 ans,	Hydrocèle.	Parfaite.
691	21-34 ans,	Hernie inguinale gauche.	Parfaites.
692	51 ans,	Hernie inguinale gauche.	Parfaite.
693	32 ans,	Hernie inguinale droite.	Parfaite.
694	45 ans,	Hémorrhoïdes.	Parfaite.
695	40 ans,	Varices.	Bonne.
696	60 ans,	Anus iliaqe.	Parfaite.

N^{os}	NOMS ET AGES	NATURE DE L'INTERVENTION	NOTES sur l'analgésie avec 0,02 de cocaïne
697	56 ans,	Gastrostomie.	Parfaite.
698	57 ans,	Abcès prostatique.	Parfaite.
699	52 ans,	Hernie inguinale.	Parfaite.
700	58 ans,	Kyste volumineux de l'ovaire.	Parfaite.
701	56 ans,	Hernie crurale étranglée.	Parfaite.
702	32 ans,	Hystérectomie abdominale (petit fibrome).	Insuffis. éther.

M. le Professeur Vincent estime à 100 environ les cas de clientèle privée qui ne sont pas consignés sur les cahiers de la clinique chirurgicale. Dans toutes ces observations le résultat obtenu fut parfait ou bon pas d'insuffisance. C'est donc une statistique de 250 cas environ qu'il nous est permis de donner comme inédite.

Si nous estimons à deux cents environ le nombre de rachi-cocaïnisations faites par les chirurgiens des différents services de l'Hôpital de Mustapha, le nombre des rachicocaïnisations atteint bien le mille. Dans tous ces cas, la technique indiquée au chapitre précédent à été la même. La dose, sauf pour les enfants, a toujours été une dose de 0.02 de chlorhydrate de cocaïne. Les opérations pratiquées sont toutes celles que l'on peut pratiquer dans cette région qui s'étend des côtes à la plante des pieds, depuis l'ablation d'un orteil jusqu'à l'extirpation de volumineux fibromes.

DISCUSSION

———

Dans la rachicocaïnisation on veut obtenir : par le dépôt d'une quantité minime de cocaïne sur un point limité de la moelle, une section temporaire de la moelle, un arrêt de transmission des influx nerveux à travers la moelle, vers les centres nerveux supérieurs, permettant de pratiquer toutes les opérations possibles dans les territoires nerveux situés sous la dépendance de la moelle, et des nerfs placés au-dessous de la section physiologique fictive. (1)

Par nos observations nous avons étudié le mode de réaction de l'homme envers cette méthode d'anesthésie, cependant, nous n'apporterons dans l'étude l'exposé des phénomènes observés, aucun fait nouveau. Ils ont été décrits avant nous, ils sont en quelque sorte classiques. Mais jusqu'à ce jour leur interprétation n'a pas été faite d'une manière exacte. Et nous allons essayer dans ce paragraphe de leur donner une juste valeur

Chez l'individu analgésié par la cocaïne on observe deux sortes de *phénomènes* : des *phénomènes objectifs* et des *phénomènes subjectifs,* mieux appelés petits accidents de la rachicocaïnisation.

Le phénomène objectif : c'est l'analgésie.

(1) François Franck, *Action paralysante de la cocaïne sur les nerfs et sur les centres nerveux.* Application à la technique expérimentale (*Archives de physislogie*).

8

Elle est *complète, superficielle* et *profonde*. Elle s'étend en règle générale de la plante des pieds jusqu'au plan horizontal antéro-postérieur qui passe par l'ombilic, deux fois nous l'avons vue se généraliser à tout le corps, une fois jusqu'à la clavicule.

Elle s'établit dans la généralité des cas cinq minutes après l'injection, elle disparaît en moyenne une heure et demie après, *métamériquement* comme elle s'est produite. Il faut renoncer à la voir se produire si dans les vingt minutes qui suivent l'injection l'analgésie ne s'est pas produite. Il ne faut donner le premier coup de bistouri que dix minutes après l'injection, et procéder alors aux derniers préparatifs de l'opération pour éviter toute perte de temps.

Dans le même temps apparaissent les troubles subjectifs, ou accidents de la rachicocaïnisation.

Faisons tout d'abord remarquer que dans un certain nombre de cas (145 anesthésies parfaites), ces phénomènes que nous allons décrire manquent.

Les accidents de l'analgésie rachidienne peuvent être divisés en deux groupes distincts, en troubles apparaissant pendant l'acte opératoire (petits accidents, et en troubles tardifs). Nous consacrons un chapitre spécial à la mort par la rachicocaïnisation, car elle peut-être le résultat soit d'une syncope, accident de l'acte opératoire, ou bien de l'infection méningée, accident tardif.

Les petits accidents sont quelquefois *une douleur le long du sciatique* au moment de la piqûre, douleur causée sans doute par la piqûre inoffensive d'un nerf de la queue de cheval ; *des sueurs de la face,* de la *dilatation pupillaire, du tremblement des jambes,* des *nausées allant quelquefois jusqu'au vomissement,* des *frissons,* du *relâchement du sphincter anal.*

Le pouls émotif du début ne tarde pas à se modifier rapidement et à battre 80 à 85 pulsations à la minute.

Aucun de ces phénomènes n'est inquiétant, même la contracture des droits abdominaux, que quelques-uns donnent comme un obstacle, ne nous a jamais donné de gêne dans toutes nos laparotomies. Mais, en somme le vomissement dans l'éthérisation est-il si rare ! le relâchement du sphincter anal n'est-il pas lui aussi un des phénomènes de la chloroformisation, ne retrouvons-nous pas dans le procédé Reclus presque tous les accidents notés plus haut, et ne faut-il pas considérer les sueurs, le tremblement des membres, les nausées, causés plutôt par une suceptibilité individuelle, trop grande que par l'anesthésie employée. Il nous semble à vrai dire, de par notre observation, que l'on doit écarter de ces phénomènes tout caractère de gravité et qu'ils n'ont jamais été une contre-indication de l'emploi de la méthode.

Les phénoménes tardifs sont : *la céphalalgie* accompagnée de courbature, et l'élévation de température. De ces deux phénomènes le premier seul est à retenir comme inconvénient grave Cependant, par le procédé Guinaud, elle n'est devenue qu'un phénomène très rarement observé. Dans quelques-unes de nos observations nous l'avons vue persister quelquefois deux jours durant. Quant à l'élévation de température, on doit avant que de l'attribuer à l'injection rachidienne rechercher si elle n'est pas causée par une suppuration existante ou qui s'établit ; si elle n'est pas due à des injections de sérum artificiel ; dans les cas où la cocaïne seule pouvait être mise en cause ; nous n'avons observé qu'une élévation légère jusqu'à 37° 5 à 38 Traduction très probable d'un processus de réaction méningée.

On a observé aussi de la parésie vésicale. Legueu cite même un cas d'aliénation mentale ; on a observé aussi de l'insomnie. Le sommeil est-il bien posssible, après une journée où l'on a subi pour la première fois les émotions d'une opération.

Il ne faut retenir parmi les accidents tardifs que la cépha, lalgie. Il faut toujours chercher à l'éviter, car elle est évitable-nous l'avons déjà dit.

La méthode expérimentale démontre qu'il ne peut y avoir de lésions tardives de la substance médullaire consécutive à l'injection arachinodienne.

Il nous faut parler maintenant des deux graves accidents qui peuvent se produire dans l'analgésie rachidienne, l'un imputable à la technique opératoire *l'infection méningée*, l'autre à l'anesthésique lui-même, *la syncope mortelle*.

L'INFECTION MÉNINGÉE. — Nous avons eu communication d'un accident d'infection méningée consécutif à une rachi-cocaïnisation. En substance, il s'agit d'un malade syphiliti-que, opéré d'une hernie inguinale gauche (cure radicale, et qui meurt en trois jours d'une méningite cérébro-spinale). Il y avait là une faute d'aseptie, et, d'après une enquête rapide, il fut démontré qu'un aide avait souillé de ses doigts l'aiguille à injection. Ce serait un reproche grave à faire à la méthode si nous ne pouvions être maître de notre aseptie. Mais si on a soin de bien stériliser son aiguille, et si on veut bien ne l'enfoncer que dans une région parfaitement aseptisée, toute crainte d'infection possible ne peut plus exister, et tout argu-ment de ce genre contre la méthode disparaît.

LA SYNCOPE MORTELLE DANS LA RACHICOCAÏNISATION. — Nous avons relevé tous les cas de mort publiés par syncope mortelle, et nous avons trouvé : deux cas de Legueu, un cas de Dumont, un cas de Broca et un cas personnel.

Legueu a rapporté l'observation de deux cas de mort, l'un chez un malade cardiaque athéromateux congestionné, emphysémateux, l'autre chez un individu âgé de soixante ans, atteint de hernie étranglée. La mort, dans ce cas, survint foudroyante six minutes après l'injection. A l'autopsie, des lésions avancées du rein furent trouvées. L'examen des urines n'avait pas été fait. La malade de Broca est opérée d'un corps étranger du pied, elle quitte l'hôpital, rentre à pied chez elle immédiatement après l'opération. Revient à l'hôpital avec de l'oppression, de l'angoisse précordiale et meurt en 10 heures. Le fait seul de faire rentrer à pied chez elle la malade constitue une faute grave qui, à elle seule, peut expliquer la mort.

Le cas de Dumont est un garçon de dix-huit ans opéré de tuberculose osseuse multiple. Il avait de la fièvre et un très mauvais état général. Le soir de l'opération, la température est à 40° pour tomber à 35° le lendemain. Le malade meurt en 48 heures en hypothermie. L'autopsie fut négative. Il nous paraît difficile de retrouver à quel moment la syncope s'est produite, d'autre part nous ne retrouvons pas non plus de processus d'infection méningée.

Nous avons un cas personnel, observ. 332. La mort est certainement due à la péricadite abondante et à un épanchement considérable des plèvres qui furent les lésions observées à l'autopsie.

Par quel ménanisme se produit la syncope dans la rachicocaïnisation? La cause nous paraît être une intoxication suraiguëe déterminant une paralysie sensitivo-motrice. Après des expériences bien conduites, Mantegazzi, Mosso, Ricci déterminèrent, en appliquant sur les nerfs phréniques d'un chien quelques gouttes d'une solution de cocaïne à 10 pour 1.000, un arrêt dans les contractions du diaphragme.

Nous avons, en effet, observé que dans la syncope par la cocaïne, l'individu meurt par arrêt de la respiration. Il nous a été impossible, dans notre cas, de porter secours à notre malade. Ni les injections de caféine ni les tractions rythmées de la langue, que nous avons continuées durant deux heures, ne nous ont donné de résultats. La mort avait fait son œuvre. Est-ce à dire que nous ne pouvons pas, dans une certaine mesure, prévenir cette syncope ? Si, systématiquement par l'examen des urines, on recherche si l'appareil d'élimination fonctionne bien, tout comme pour le chloroforme le chirurgien doit examiner le cœur, et l'externe chloroformisateur doit demander au malade s'il n'est pas porteur d'un dentier ; l'examen des urines doit être fait. Le chirurgien se mettra ainsi à l'abri d'un accident syncopal.

Nous ne disons pas que la présence d'albumine soit une contre-indication formelle, elle doit être simplement un précieux avertissement.

Les accidents mortels dans la rachicocaïnisation ne doivent pas en faire une méthode qu'il faut éviter. Car sa mortalité reste bien inférieure à celle du chloroforme et pas plus du reste que certains arguments qui veulent que l'on ne rachicocaïnise pas parce que c'est faire assister le malade à son opération, argument de peu de valeur, qu'un carré de toile appliqué sur les yeux du patient fait disparaître.

Cependant il est une catégorie de malades, et ceux-là sont bien les adversaires les plus résolus de la méthode, qui restent réfractaires à toute tentative d'analgésie rachidienne. Ce sont les nerveux. Si un malade arrive avec une appréhension manifeste contre le procédé, si au contact de la pointe d'aiguille il courbe ses reins, pousse des cris, tombe en syncope, alors la rachicocaïnisation sera insuffisante et pourra devenir dangereuse. Il faut y renoncer. Le chloroforme susci-

tera les mêmes difficultés au début, mais le sommeil per-
mettra mieux au chirurgien d'opérer à l'aise.

Si l'étude clinique nous a montré quels sont les phénomènes
consécutifs à la rachicocaïnisation, elle a mis aussi en relief les
avantages de la méthode.

Disons avant tout que dans nos plus grandes opérations
hystérectomies abdominales, pour fibrome volumineux, par
exemple, nous n'avons pas constaté de choc opératoire. C'est
la un grand point ! L'anesthésie joue donc un rôle certain
dans le choc opératoire, car sans parler du vomissement, elle
amène avec l'embarras gastrique consécutif de l'atonie intestinale, et quelquefois son action irritante s'étend jusqu'aux
voies respiratoires, où elle vient compliquer la broncho-
pneumonie et la pneumonie post opératoire, spécialement
fréquente en chirurgie abdominale. Goullioud de (Lyon), au
dernier Congrès de chirurgie, octobre 1903, trouve si fré-
quents les accidents dus à l'anesthésie, en chirurgie gastrique et intestinale, qu'il suspend pendant une partie de
l'acte opératoire l'inhalation d'éther. Dans l'analgésie rachidienne, rien de tout cela, le malade nous l'avons tous vu,
quitte la salle d'opération avec un visage presque toujours
souriant. Il aura peut-être de la céphalalgie, un peu d'insomnie, mais il ne subira pas de commotion opératoire.

Il aura assisté sans doute à son opération, mais qu'aura-t-
il vu, si une compresse a été maintenue sur ses yeux, qu'aura-
t-il entendu si on a su réaliser le silence qui s'impose autour
d'une table d'opération. Donc, pas de choc opératoire ; pas
de complications bronchitiques ou pulmonaires, pas d'embarras gastrique consécutif, pas de lésions tardives du côté de la
substance médullaire, voilà les données de la rachicocaïnisation. Sans doute nous avons aussi employé avec un succès
égal dans quelques cas de hernie étranglée, l'injection tra-

çante intradermique de Reclus. Mais la rachicocaïnisation reste avec tous ses avantages et ils sont à retenir.

En définitive disons que c'est une remarquable méthode de suppléance en présence des dangers et des contre-indications du chloroforme et de l'éther, et en présence de l'insuffisance de la cocaïnisation superficielle pour les opérations longues et compliquées.

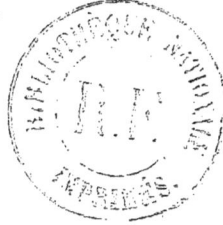

CONCLUSIONS

La rachicocaïnisation est une méthode d'analgésie qui, dans ses indications, à côté des petits accidents qu'elle peut produire comme toute autre méthode d'anesthésie offre :

A. — A l'opérateur les avantages d'*être une* opération simple, facile, presque sans danger ; *de produire* une analgésie complète dont la durée varie entre cinquante minutes et une heure et demie avec une dose de 0,02 d'une solution à 2 0/0.

De pratiquer toutes les opérations même les plus graves dans les limites que trace un plan horizontal qui passe par l'ombilic jusqu'à la plante des pieds, mais qui généralement a pour limite supérieure un plan antéro-postérieur qui passe par la 8e côte.

De supprimer les aides.

B. — A l'opéré elle lui offre d'éviter des doses considérables d'anesthésiques puisqu'elle s'obtient par des fractions de doses qui agissent *sûrement, sans accidents, sans réaction* sur la *substance médullaire* et surtout elle lui diminue le choc opératoire si elle ne *le lui supprime complètement.*

INDEX BIBLIOGRAPHIQUE

A. DASTRE. — Les anesthésiques.

— Nouveau dictionnaire de physiologie cocaïne.

DECLOS et WALL. — Revue de chirurgie, 1889.

— Société de chirurgie, 1891.

François FRANK. — Action paralytique de la cocaïne sur les nerfs et les centres nerveux. Application à la technique expérimentale (Archives de physiologie, Académie de médecine, 20 février 1889).

JABOULAY. — Drainage de l'espace sous-anachnoïdien (Lyon médical, 18 mai 1898).

A. CHIPAULT. — Académie de médecine, avril 1897.

TUFFIER. — Presse médicale du 15 novembre 1899.

A. SICARD. — Les injections sous-anachnoïdiennes et le liquide céphalo-rachidien (Thèse de Paris, 1900).

CADOL. — Anesthésie par les injections de la cocaïne sous l'arachnoïde lombaire (Thèse de Paris, 1900).

DENIS. — Bulletin médical, 1900-1901. Docteur Denis.

ROUSSEL. — Analgésie chirurgicale par la voie lombaire (Thèse de Toulouse, 1901).

GUISONI. — Analgésie chirurgicale par la voie rachidienne en obstétrique (Thèse de Lyon, 1901).

— Compte rendu de la Société de chirurgie de Paris, 1901.

VINCENT. — Bulletin médical de l'Algérie, 1901.

BRÜCH. — Bulletin médical de l'Algérie, 1902.

SPEAFICO D'ALMÉRIA. — Communication au Congrès de Madrid, 1903.

PANTHES. — Analgésie rachidienne par les injections de chlorhydrate de cocaïne (Thèse de Paris, 1903).

DÖNITZ. — Adrénaline et cocaïne associées pour réaliser l'analgésie rachidienne (Semaine médicale, septembre 1903).